AF299835

INSTRUCTION POPULAIRE

SUR LES SYMPTÔMES PRÉCURSEURS

DU CHOLÉRA

MOYENS FACILES

DE LES RECONNAITRE ET DE LES ARRÊTER

PAR

Le Dr A. DE GRAND-BOULOGNE

Chevalier de la légion d'honneur,
Ancien secrétaire général de la société académique de médecine de Marseille,
Ancien médecin du lycée,
De la Grande-Miséricorde et des prisons de la ville d'Alger,
Ancien médecin du consulat général de France à la Havane,
Ancien vice-consul de France,
Membre de plusieurs sociétés savantes nationales et étrangères

———

Prix : 25 centimes

———

PARIS

CHARLES DOUNIOL, LIBRAIRE-ÉDITEUR

RUE DE TOURNON, 29

ET CHEZ LES PRINCIPAUX LIBRAIRES

—

1865

Depuis la publication, dans le journal *le Monde*, de mon article sur les signes précurseurs du choléra, article reproduit par un grand nombre de journaux de Paris et de la province, je reçois journellement des lettres où l'on me demande des détails plus explicites sur le traitement du choléra confirmé.

Dans l'impossibilité de répondre, lettre par lettre, à cette volumineuse correspondance, je fais réimprimer mon travail accompagné de notes qui compléteront cette courte instruction.

INSTRUCTION POPULAIRE

SUR LES SYMPTOMES PRÉCURSEURS

DU CHOLÉRA

MOYENS FACILES

DE LES RECONNAITRE ET DE LES ARRÊTER

Témoin de quatorze épidémies de choléra, je me propose de dire brièvement tout ce qu'il est important de connaître sur les signes préliminaires de cette terrible maladie.

On ne sait rien de la cause et de la nature intime du choléra; on ne sait rien de son traitement, si, négligeant les premiers signes, on laisse au mal le temps d'évoluer avec l'ensemble caractéristique de ses effroyables symptômes.

Mais, s'il est au-dessus de la science humaine de sauver un malade dont les extrémités sont froides et violacées, les membres et le tronc contractés par les crampes, la peau visqueuse, la voix éteinte et le pouls insensible, rien n'est plus facile que de guérir un cholérique si l'on arrive à temps auprès de lui.

Donc, la vie dépend ici de l'opportunité des secours.

A la première heure, guérison assurée ; à la quatrième, mort presque certaine.

Les médecins des hôpitaux et des bureaux de secours voient le plus souvent des malades de la quatrième heure ; cela explique le chiffre effrayant de la mortalité.

Le plus grand service à rendre à une population menacée du choléra n'est pas tant de multiplier les secours que d'enseigner à chaque individu les moyens de se guérir lui-même.

Tel est précisément le but de cette courte instruction.

Les cas foudroyants sont les plus rares.

Dix-neuf fois sur vingt la maladie débute par une diarrhée. Est-elle ou n'est-elle pas cholérique ?

La conduite à tenir repose entièrement sur cette distinction. Il faut, en temps d'épidémie, observer attentivement le moindre cours de ventre.

Tant que les matières évacuées sont jaunes, verdâtres ou brunes, tant qu'elles sont plus ou moins liées, plus ou moins consistantes, c'est une diarrhée muqueuse ou bilieuse qui ne présente pas de danger. De l'eau de riz gommée pour boisson, quelques gouttes de laudanum dans un demi-verre d'eau sucrée suffisent pour l'arrêter (1).

(1) La diarrhée sans coliques est la plus suspecte. Dans ce cas l'attention doit être très-sérieusement en éveil. Les coliques signalent ordinairement un flux bilieux qui ne présente pas de danger. Ce n'est pas une raison pour le traiter légèrement. Aux moyens que j'ai indiqués on peut, si la colique est violente, ajouter un demi-lavement amidonné légèrement laudanisé (de 5 à 15 gouttes de laudanum de sydenham). Si la douleur siége plutôt dans l'estomac que dans le ventre, au lieu du lavement, on prend de quart d'heure en quart d'heure 50 centigrammes de sous-nitrate de bismuth dans une demi-cuillerée d'eau. On peut sans inconvénient consommer six à huit doses semblables.

Tant que la diarrhée est simplement bilieuse, les selles présentent l'odeur caractéristique des matières fécales. Les selles cholériques sont inodores.

Si l'évacuation est formée d'une matière *aqueuse
semblable à du café au lait très-clair, à de l'eau de
riz avec ou sans grumeaux, à de l'eau de vaisselle,
à du thé troublé par quelques gouttes de lait*, quel
que soit l'état général du sujet, n'accusât-il ni
douleur, ni faiblesse, il est sous l'influence épi-
démique, *il a le choléra* (1). Que faut-il faire?

Arrêter l'évolution de la maladie, et rien n'est
plus facile.

On prépare au plus tôt une copieuse infusion
de menthe poivrée et l'on en boit de quart d'heure
en quart d'heure une demi-tasse bien chaude
et légèrement sucrée, avec addition de deux
cuillerées à bouche de rhum ou de vieux cognac,
et vingt gouttes de teinture de canelle (2).

(1) La première selle véritablement cholérique se
présente ordirairement sans douleur, mais avec un irré-
sistible besoin d'évacuer. Extrêmement copieuse, elle
s'écoule à plein tube et sans interruption jusqu'à ce que
le besoin d'aller soit complétement satisfait.

(2) J'indique ici les substances qu'il est facile de se
procurer. Si l'on avait sous la main de l'eau de mélisse
des Carmes, de l'eau de coings, de l'eau de noix, de l'é-
lixir de la Grande Chartreuse ou autres liqueurs ana-
logues, elles rendraient les mêmes services que le co-

On se promène à grands pas, on tâche, par un exercice violent, de provoquer la sueur, mais si l'on se sent faible et abattu, on se couche ; on s'administre un lavement composé d'un demi-verre d'eau fraîche et d'une cuillerée à café d'éther sulfurique, et l'on demeure chaudement couvert, comme pour se faire transpirer.

On continue l'infusion alcoolisée et aromatisée jusqu'à ce que les selles soient arrêtées. Dans la grande majorité des cas, en moins de trois heures, ce but sera parfaitement atteint.

Si cette boisson déterminait un commencement d'ivresse, il ne faudrait pas s'en alarmer. Ce serait, au contraire, un bon signe ; tout danger serait écarté.

Si, par extraordinaire, il survient des vomissements, on laisse l'infusion, on boit de quart gnac et le rhum ; mais, au lieu de les mêler à l'infusion de menthe, on prendrait pure l'une de ces liqueurs, à la dose d'une grande cuillerée, immédiatement avant l'infusion.

A dater de la première selle cholérique, il ne doit plus être question de laudanum. Loin d'être utile, il n'est plus qu'un poison.

d'heure en quart d'heure un petit verre de vieux cognac ou de chartreuse verte, et l'on se désaltère avec quelques gorgées d'eau de seltz. Si l'on a de la glace, on peut en laisser fondre de petits morceaux dans la bouche.

Les vomissements exigent encore l'emploi de larges sinapismes que l'on promène sur l'estomac et sur le ventre, les laissant en place jusqu'à ce que la peau rougisse et que le malade accuse une vive cuisson.

Avec ces moyens si simples et si bien à la portée de tout le monde, on triomphe aisément des premiers symptômes du choléra.

Quant aux phénomènes caractéristiques de la période algide, il est difficile d'exposer en peu de mots une bonne méthode de traitement. Les cas varient et les médications aussi. Mais en général on est à peu près sûr de faire de la bonne médecine en s'en tenant aux infusions aromatiques alcoolisées, aux lavements frais fortement éthérés, aux frictions énergiques soit avec la laine sèche, soit avec les teintures aromatiques de camphre, de lavande, etc., au massage, au calorique artificiel, en un mot, à tout ce qui peut ra-

nimer la circulation et fouetter le système ner-
veux (1).

(1) Dans les nombreuses épidémies dont j'ai été témoin, j'ai observé quatre formes caractéristiques.

1° *Choléra algide*. C'est la forme la plus commune;
elle est incomplétement, mais suffisamment décrite ci-
dessus dans le troisième paragraphe.

Contre cette forme, tant qu'il reste de l'espoir, le traitement stimulant doit être continué avec une infatigable
énergie. Je signale ici une expérimentation hardie qui
m'a quelquefois réussi.

Un cholérique était mourant, le pouls s'éteignait, rien
ne pouvait amener la réaction. J'asperge le corps du
malade avec une cuillerée d'éther sulfurique; j'appro-
che une lampe, une nappe de feu apparaît soudaine-
ment sur la poitrine et le ventre; une large couverture
est jetée sur le corps, la flamme est éteinte aussi rapide-
ment qu'elle a été allumée; notre homme pousse des
cris d'effroi, mais le pouls bat avec violence et la réaction s'établit. Cet homme fut sauvé. C'était en 1852, à
St-Yago de Cuba; plusieurs fois depuis j'ai renouvelé cet
audacieux expériment, rarement avec un succès défi-
nitif, mais un effet constant de cette flamme soudaine
était la réapparition du pouls au moins pendant quelques minutes. Je n'ai usé de ce moyen que dans des cas
désespérés.

2° *Forme cérébrale*. Après une ou plusieurs évacua-

A peine le malade entre-t-il en convalescence, qu'il faut l'alimenter; on commence par des bouillons bien dégraissés, on continue par des

tions, quelquefois sans évacuations préalables, les extrémités demeurant froides, la tête se congestionne, la face se colore d'un rouge livide, le front est chaud, mais le nez reste froid, les pupilles se dilatent, le malade est sans connaissance, le pouls tarde longtemps à disparaître, mais il finit par s'éteindre, et le malade meurt sans autre symptômes que ceux de lente compression cérébrale.

Dans ces cas, on doit insister sur les révulsifs et l'emploi de l'éther. On promène sur le tronc et les membres d'immenses sinapismes, on met un large vésicatoire à la partie interne de chaque cuisse, on emploie pour les frictions générales des stimulants énergiques, par exemple le liniment suivant :

℞ Huile camphrée. . . . 100 grammes.
Ammoniaque liquide. 10 —
Essence de thym.. . . 5 —
Essence de gérofles.. 10 gouttes.

On laisse tomber constamment et goutte à goutte de l'éther sur le front et la tête du malade. On le soumet de demi-heure en demi-heure à une inhalation éthérée.

Celle-ci se pratique avec un linge inondé d'éther, que

potages, et après vingt-quatre heures on lui donne une nourriture substantielle, en prenant garde toutefois de ne pas surcharger l'estomac.

l'on maintient pendant trois minutes à quelques centimètres au devant du nez et de la bouche du malade.

Lorsque, après la période algide, on a la chance d'obtenir la réaction, on observe assez fréquemment un état analogue à celui que je viens de décrire. Il faut encore employer hardiment les mêmes révulsifs.

Quelle que soit la forme de la maladie, la période de réaction précède la convalescence. La réapparition des urines en est le signe le plus favorable. Cette période est caractérisée par la cessation des symptômes algides, le retour de la chaleur, et surtout le retour des sécrétions comme l'urine, la salive et les larmes. Toute médication énergique doit être suspendue. On surveille le malade, on le désaltère avec l'eau de seltz très-légèrement vineuse, on peut déjà lui faire avaler quelques cuillerées de bouillon de poulet, mais il convient surtout de le laisser en repos.

La réaction peut se compliquer de symptômes typhoïdes. Le malade tombe dans la stupeur. La langue devient sèche et noirâtre, les selles sont fétides et colorées comme de la lavure de chair, l'estomac rejient les liquides sans les absorber, à chaque mouvement on entend un gargouillement dans la région épigastrique, le pouls reste mou et déprimé; cet état dure environ vingt-qua-

Pendant le cours de l'épidémie on ne doit rien changer au régime habituel, pourvu cependant qu'il soit conforme à une bonne hygiène. Il est

tre heures et le malade s'éteint malgré tous les soins dont il a pu être entouré. Cette terminaison est fréquente chez les sujets traités avec le laudanum.

3° *Forme suette.* Ici la matière séreuse, au lieu de se précipiter vers l'estomac et les intestins est rejetée par la surface cutanée. Il n'y a ni vomissements ni selles; le mal débute par une syncope qui dure à peine quelques minutes. Quand le sujet revient à lui, le corps tout entier est inondé de sueur. Celle-ci coule le long des membres comme d'un linge mouillé, et si le malade demeure sans secours, il succombe ordinairement en moins de deux heures.

Les cas de cette nature sont d'une extrême gravité. Il faut, dès le principe, contenir la sueur; on y parvient facilement en pratiquant sur le corps et sur les membres des frictions sèches avec de l'amidon 5 parties et de la poudre de canelle 1 partie. On administre un purgatif salin, 45 grammes de sulfate de soude ou de citrate de magnésie dans trois verres d'eau, à prendre par demi-verres et de 10 minutes en 10 minutes. Si l'on obtient des selles, la maladie reprend ses caractères normaux et elle exige les soins déjà décrits.

4° *Choléra sec.* Dans cette quatrième forme on retrouve tous les symptômes de la première moins les évacua-

évident qu'il faut éviter toute sorte d'excès. On peut manger des fruits, mais avec modération. Il faut prendre garde aux refroidissements; je conseille de porter de la flanelle, ou d'en recouvrir au moins l'estomac et le ventre. Les hommes fe-

tions. Et cependant, la séparation des éléments séreux s'effectue dans l'estomac et dans les intestins, mais la contractilité de ces organes semble anéantie. Le liquide s'y agglomère, et si, le malade ayant succombé, on pratique l'autopsie, on trouve une énorme collection séreuse dans l'estomac et le tube digestif.

Il faut dans cette circonstance administrer un vomitiff (un gramme et demi ou 2 grammes d'ipéca en poudre, dans un verre d'eau tiède, jamais de tartre stibié). S'il produit son effet, les vomissements seront suivis de selles abondantes, et l'on rentrera dans les cas ordinaires. Mais, si l'estomac demeure inerte, la mort est inévitable.

Telles sont les formes diverses que j'ai eu l'occasion, d'observer. Ai-je besoin d'ajouter que mon but est moins de les faire connaître que de les faire éviter? Je ne saurais trop le redire, les médications les plus puissantes sont peu de chose devant le choléra confirmé, mais ce qui n'est pas peu de chose, c'est une sécurité presque absolue devant les menaces de ce cruel fléau, c'est la possibilité bien avérée d'en reconnaître les prodrômes et de leur dire résolûment : Vous n'irez pas plus loin !

ront bien de prendre, après leur repas, un peti
verre de liqueur, les femmes boiront dans la soi-
rée une infusion de menthe, précédée de hui
gouttes d'éther sur un morceau de sucre.

PARIS. — IMP. V. GOUPY ET C°, RUE GARANCIÈRE, 5.